东方出版社　**体育养生专家**　胡晓飞 / 著

乾隆健身术
坐势

图书在版编目（CIP）数据

乾隆健身术. 坐势 / 胡晓飞 著. —北京：东方出版社，2012.12
ISBN 978-7-5060-5732-5

Ⅰ.①乾… Ⅱ.①胡… Ⅲ.①中年人—健身运动②老年人—健身运动 Ⅳ.①R161

中国版本图书馆CIP数据核字（2012）第275453号

乾隆健身术：坐势
（QIANLONG JIANSHENSHU: ZUOSHI）

作　　者：	胡晓飞
责任编辑：	姬　利　杜晓花
出　　版：	东方出版社
发　　行：	人民东方出版传媒有限公司
地　　址：	北京市东城区朝阳门内大街166号
邮政编码：	100706
印　　刷：	北京盛兰兄弟印刷装订有限公司
版　　次：	2013年1月第1版
印　　次：	2013年1月第1次印刷
印　　数：	1—5200册
开　　本：	880毫米×1230毫米　1/32
印　　张：	3.125
字　　数：	70千字
书　　号：	ISBN 978-7-5060-5732-5
定　　价：	27.00元
发行电话：	（010）65210056　65210060　65210062　65210063

版权所有，违者必究　本书观点并不代表本社立场
如有印装质量问题，请拨打电话：（010）65210012

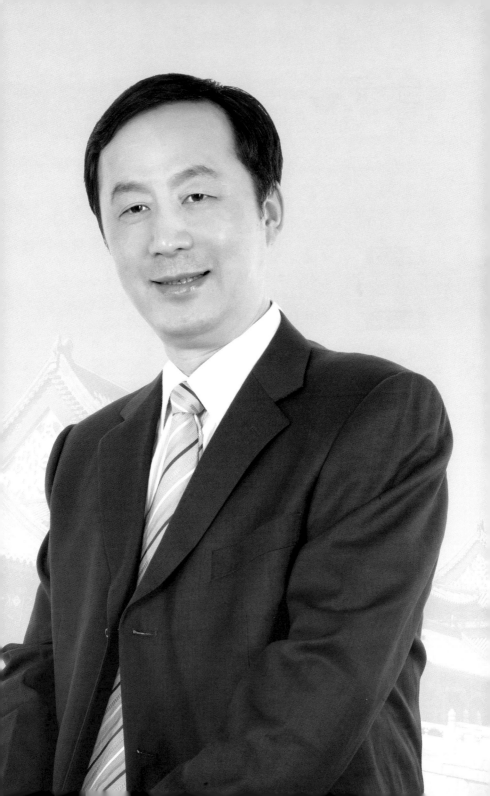

目 录

第一节 乾隆健身术准备部分 2

第二节 乾隆健身术练习部分 5

第一式 浴面展容……………………………… 5
第二式 梳头醒脑……………………………… 10
第三式 揩鼻纳清……………………………… 13
第四式 运睛明目……………………………… 15
第五式 鸣鼓还听……………………………… 19
第六式 转颈强体……………………………… 23
第七式 揉肩畅肺……………………………… 29
第八式 活肘舒心……………………………… 33
第九式 举腕启原……………………………… 39
第十式 引体令柔……………………………… 43
第十一式 出爪醒身……………………………… 47
第十二式 摩腹导任……………………………… 50
第十三式 捶背通督……………………………… 56

第十四式　攀足固肾……………………………………… 64

第十五式　叩环除痹……………………………………… 67

第十六式　举腿抗衰……………………………………… 72

第十七式　拍腿延寿……………………………………… 75

第十八式　采气补元……………………………………… 81

第三节　乾隆健身术功后整理 85

第一式　叩齿………………………………………………… 85

第二式　鼓漱………………………………………………… 86

第三式　咽津………………………………………………… 86

第四节　乾隆健身术注意事项 88

人体穴位图……………………………………………………… 90

参考文献………………………………………………………… 93

乾隆健身术 坐势

该练习是在乾隆健身术站势练习的基础上改编而成的,除保留了站势练习的主要特点和作用外,还着重加强了调神和调息的运用,从而使其宁神、宜神、养神和补中益气的功效得到进一步的加强。适用于:1.广大中老年人和慢性病患的健身;2.敬老院老人集体练习;3.南方多雨地区室内锻炼;4.学校保健课的风雨教材。是站势练习有益的补充。

第一节
乾隆健身术准备部分

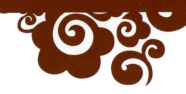

正身端坐于凳子上（图1），先脚后跟外开再脚尖外开，与肩同宽，脚尖向前，两掌分别放在两大腿上，中冲①置于鹤顶②（使劳宫③对准伏兔④），眼视前方（图2）。继而两掌上捧合实于面前成拜佛状，掌指斜向上，中指与鼻尖同高，距鼻尖30厘米左右，两眼垂帘或轻闭，意在丹田⑤（图3）。然后心中默想：

万籁俱静思绪敛，内思丹田暖融融。

---

① 中冲："中"，指中指；"冲"，要冲。本穴属手厥阴，又是手厥阴经与手少阳经相交之处，为经气交通的要冲，所以称中冲。属手厥阴心包经，在中指中央，距指甲约0.1寸处。主治：心绞痛、头痛、休克等症。

② 鹤顶：属经外奇穴。屈膝成90度，髌骨上缘正中。主治：膝关节痛及下肢痿痹瘫痪。

③ 劳宫："劳"，劳动；"宫"，指宫殿，这里指掌心为心神所居的地方。当手握拳时，中指尖所指即为本穴，故名。属手厥阴心包经，在掌中央第二、三掌骨之间，当屈指握拳时，中指尖所点处。主治：心痛、癔症、癫狂等症。

④ 伏兔："伏"，伏卧；"兔"，兔子。属足阳明胃经，该穴位于大腿前面肌肉隆起处，形状像潜伏的兔子，故称伏兔。在大腿前面，髂前上棘与髌骨外侧的连线上，髌骨上6寸处取穴。主治：中风偏瘫、截瘫、股外侧皮神经炎、膝关节炎。

⑤ 丹田：炼丹时意守之处，此处指下丹田，属任脉，是脐下小腹部相当大的一块体积，人体真气所居之处。功能：温润全身脏腑官骸，俗称人体性命之本、生机之源、阴阳之会、呼吸之门、水火交会之乡。

平调呼吸心舒畅,似驾祥云至蓬莱。

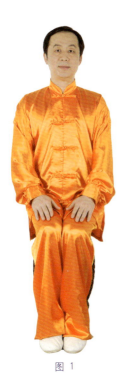

图 1

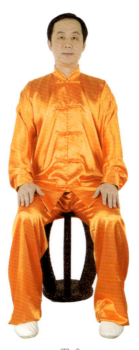

图 2

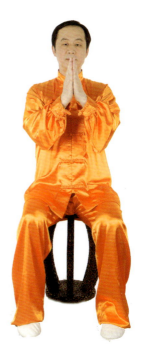

图 3

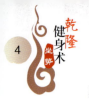

默想结束后,眼平视前方。

作用:放松身心,净化大脑。

要求:百会上顶、面部放松、两眼垂帘、下颌微收、颈项竖直、两肩下沉、两腋虚控、含胸拔背、松腰敛臀、两膝放松,脚趾轻轻抓地。

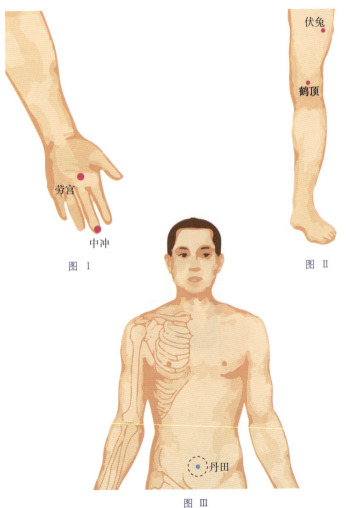

图 Ⅰ

图 Ⅱ

图 Ⅲ

第二节 乾隆健身术练习部分

第一式 浴面展容

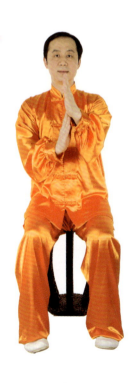

动作说明

第一个八拍

1. 随吸气，提肛调裆，舌顶上腭，脚趾上跷；同时，左手向上、右手向下对搓于面前，眼视两掌（图4）。

图 4

2.随呼气,松腹松肛,舌尖下落,脚趾抓地;同时,右手向上、左手向下对搓于面前,眼视两掌(图5)。

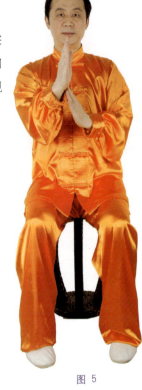

图 5

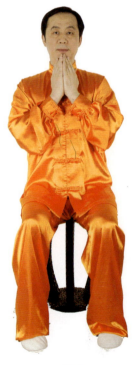

3、5、7拍同1拍,4、6、8拍同2拍,做完后两掌收回,两中冲置于承浆①,眼视前方(图6)。

图 6

---

① 承浆:本穴如同地部经水的承托之地,故名。属任脉,在面部,于颏唇沟的正中央凹陷处。主治:面神经麻痹、牙关紧闭、牙痛、流涎、头项强痛。

第二个八拍

1.随吸气,提肛调裆,舌顶上腭,脚趾上跷,双掌摩面上行,两中指绕地仓①,经迎香②、睛明③、攒竹④,上行摩运至神庭⑤,继而外分至头维⑥,两眼轻闭(图7)。

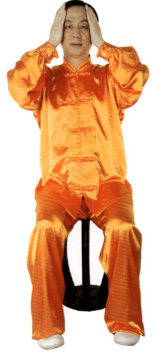

图 7

---

① 地仓:"地",指下部;"仓",收藏粮食的地方。本穴位于面的下部,又近口腔,口腔为容纳水谷食物的地方,故名。属足阳明胃经。口角旁开0.4寸。主治:口角㖞斜、流涎、眼睑瞤动。

② 迎香:"迎",迎接;"香",香味。这里泛指各种气味。因为本穴主治不闻香臭的病症,故名。属手阳明大肠经。鼻翼外缘中点旁开0.5寸,鼻唇沟中。主治:鼻塞、鼻炎、副鼻窦炎、面神经麻痹等。

③ 睛明:"睛",眼睛;"明",明亮。本穴有使眼睛明亮的作用,故名。属足太阳膀胱经。目内眦角稍上方凹陷处。主治:目赤肿痛、流泪、远近视、视网膜炎、视神经炎、白内障等症。

④ 攒竹:"攒",聚集;"竹",竹叶,形容眉毛。穴位在眉头,皱眉时此处好像竹叶聚集,故名。属足太阳膀胱经。顺眼眶边缘内侧循摸至眉毛内侧端处,可触及眼眶有一凹陷,即为本穴。主治:头痛、目眩、眉角骨痛等症。

⑤ 神庭:"神",天部之气也;"庭",庭院也,聚散之所也。该穴名意指督脉的上行之气在此聚集,属督脉。上行前发际中点处。主治:失眠、惊悸前头痛等症。

⑥ 头维:"头",穴所在部位,亦指穴内物质所调节的人体部位为头;"维",维持、维系之意。该穴名意指本穴的气血物质有维持头部正常秩序的作用。属足阳明胃经。耳前鬓角前缘向上直线于前发际交点上0.5寸(约半横指)。主治:头痛、迎风流泪、眼睑瞤动、头晕目眩。

2.随呼气,松腹松肛,舌尖下落,两掌摩面下行,两食指从耳前凹陷处,经颊车①回归承浆,眼视前方(图8)。

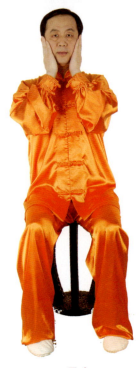

图 8

3、5、7拍同1拍,4、6、8拍同2拍。

共做两个八拍。

做完后,两掌体前下落置于腿上,劳宫对准伏兔,眼视前方(图9)。

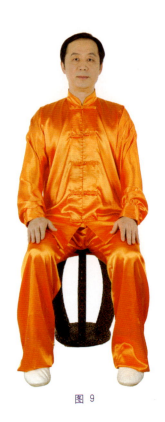

图 9

---

① 颊车:"颊",指面旁;"车",此指牙关。下颌骨古代称为颊车骨,穴位在其处,故名。属足阳明胃经。食指第一指关节宽度,由下颌角前上方量一横指处。主治:口眼㖞斜、下牙痛、颊肿、牙关紧闭。

练习功效

1. 预热手掌,刺激劳宫改善心脏功能。
2. 温暖面部,促进面部血液循环。
3. 预防面部疾患,舒心美容。

注意事项

1. 上下对搓时,两掌放松相贴,中冲通过劳宫时稍用力,向下按摩的中指到腕横纹,两眼兼视两掌。
2. 摩运时全掌轻贴面部,中指和食指经过相关穴位时稍用力,找准穴位。
3. 意守劳宫。
4. 周身放松,两肩下沉。

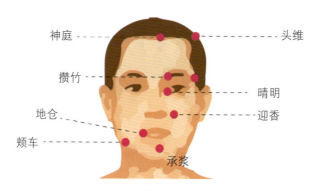

图 Ⅳ

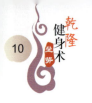

第二式　梳头醒脑

预备式：两臂外旋上捧，两掌十指指腹置于下颌处，眼视前方（图10）。

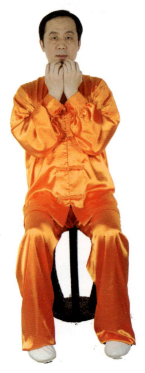

图 10

动作说明

1. 随吸气,提肛调裆,舌顶上腭,脚趾上跷,两掌十指成钩上举分开置于前发际;继而,两肘上抬,十指腹从前发根摩运到头顶,眼视前方(图11)。

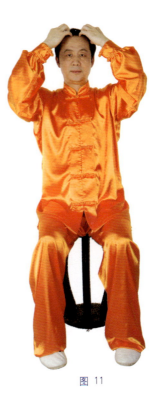

图 11

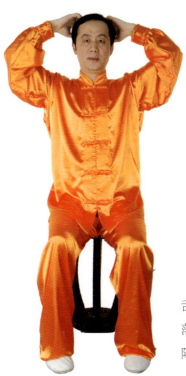

图 12

2. 随呼气,松腹松肛,舌尖下落,脚趾抓地;两肘下落,十指继续摩运头后至后发际还原(图12)。

3、5、7拍同1拍，4、6、8拍同2拍。

共做一至两个八拍。做完后，两掌体前下落置于腿上，劳宫对准伏兔，眼视前方（图13）。

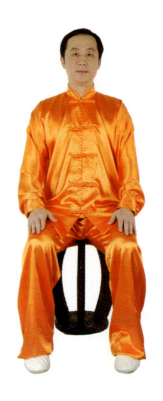

图 13

练习功效

1. 促进头部血液循环，护理头发。

2. 疏通胆经和膀胱经，预防头疼、偏头疼。

注意事项

1. 梳头时十指覆盖全头，力在指腹，掌根轻蹭头皮。

2. 还原时两掌轻蹭耳背降压沟和脸颊。

3. 上下梳头时，两肘不要过分外张里合。

4. 意在动作。

第三式　揩鼻纳清

预备式：两臂外旋，体前上摆，两掌从小指依次卷指握拳；继而，两拇指第一指节外侧（桡侧）置于鼻翼旁的迎香，拳眼朝上，眼视前方（图14）。

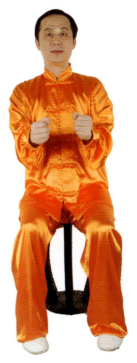

图 14

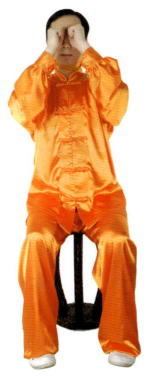

图 15

动作说明

1.随吸气，提肛调裆，舌顶上腭，脚趾上跷；两拇指背从迎香，经鼻通[①]按摩至睛明，两眼轻闭（图15）。

---

① 鼻通：属经外奇穴，在鼻骨下凹陷中，鼻唇沟上端尽处。主治：屈光不正、鼻炎、鼻塞、鼻部疥疮。

2.随呼气，松腹松肛，舌尖下落，脚趾抓地；两拇指原路摩运返回至迎香。

3、5、7拍同1拍，4、6、8拍同2拍。

共做一至二个八拍。做完后，两掌经面前下落按两腿，劳宫分别置于伏兔，眼视前方（图16）。

练习功效

1.刺激迎香，预防鼻炎、感冒。

2.预热和湿润鼻腔，防止寒邪、细菌侵入犯肺。

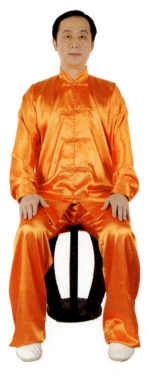

图 16

注意事项

1.找准穴位，力量适中。

2.两肩下沉周身放松。

3.两眼轻闭时，要似闭非闭；两眼睁开时，要迅速突然。

4.意在迎香。

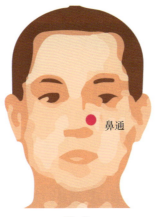

图 V

第四式　运睛明目

预备式：两臂外旋上捧，两掌从小指、无名指、中指依次卷指至掌心；继而，拇指置于太阳①，食指成钩，眼视前方（图17）。

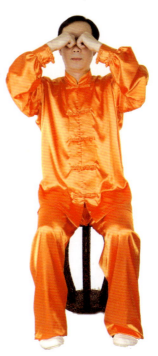

图 17

---

① 太阳：属经外奇穴，在颞部，当眉梢与目外眦之间，向后约一横指的凹陷处。主治：头痛、目疾、三叉神经痛。

动作说明

1. 随吸气，提肛调裆，舌顶上腭，脚趾上跷；两拇指不动，两食指相靠，其桡侧置于眉心攒竹附近，两眼轻闭（图18）。随呼气，松腹松肛，舌尖下落，脚趾抓地，两拇指不动，两食指由攒竹向外摩运两眼眶至外眼角，两眼轻闭（图19）。

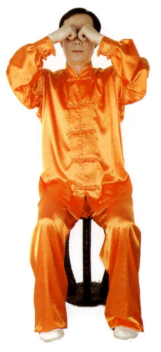

图 18

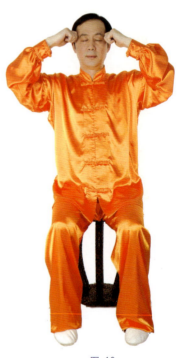

图 19

2.随吸气,提肛调裆,舌顶上腭,脚趾上跷,两拇指不动,两食指内移相靠于攒竹附近,两眼轻闭(图20)。随呼气,松腹松肛,舌尖下落,脚趾抓地;两拇指不动,两食指由攒竹向外摩运两眉至外眼角丝竹空①附近,眼视前方(图21)。

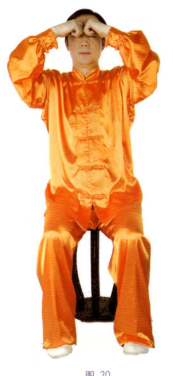

图 20

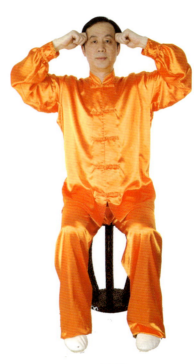

图 21

① 丝竹空:"丝",指纤细的眉毛;"竹",指竹叶;空,孔穴。纤细的眉毛聚集一起形成如竹叶样的眉,本穴在眉梢凹陷处,故名。属手少阳三焦经,眉毛外端,略入眉毛处。主治:偏头痛、目赤肿痛等症。

3、5、7拍同1拍，4、6、8拍同2拍。

共做一至二个八拍。做完后，两掌体前下落置于腿上，劳宫对准伏兔（图22）。

练习功效

1.疏通经络，保护视力。

2.防治头痛，预防眼疾。

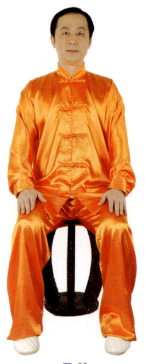

图 22

注意事项

1.两肩下沉，用力适度。

2.两眼轻闭时，要似闭非闭；两眼睁开时，要迅速突然。

3.意在动作。

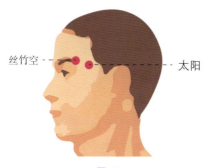

图 Ⅵ

第五式 鸣鼓还听

预备式：两臂外旋上捧，两掌置于脑后，掌根掩实耳孔，中指置于脑户①，眼视前方（图23）。

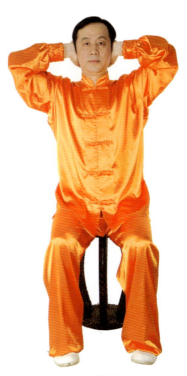

图 23

① 脑户："脑"，大脑；"户"，出入的门户。该穴名意指督脉气血在此变为天之下部的水湿云气。属督脉（起于两阴之间的会阴处，并脊柱之内上行至风府处，深入联属于脑），在头部，后发际正中直上2.5寸，风府上1.5寸，枕外隆凸的上缘凹陷处。主治：癫痫、喑不能言、头晕、颈项强痛等症。

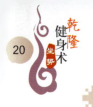

动作说明

第一个八拍

1.随吸气,提肛调裆,舌顶上腭,脚趾上跷;两食指腹分别搭在中指上,目视前方(图24)。随呼气,松腹松肛,舌尖下落,脚趾抓地;两中指不动,两食指腹叩击两玉枕[①],两眼轻闭。

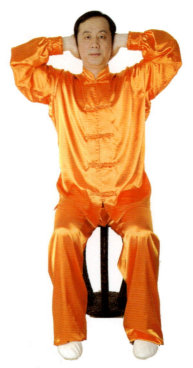

图 24

---

① 玉枕:"玉",金性器物,肺金之气也;"枕",头与枕接触之部位,即穴所在的位置。属足太阳膀胱经穴。在脑户旁开1.3寸处。主治:头痛、目痛、鼻塞。

2至8拍同1拍。

做完后,将两掌跟突然拔离两耳,眼视前方。

第二个八拍

1.随吸气,提肛调裆,舌顶上腭,脚趾上跷;将两掌下移,拇指指腹与食指第二指节桡侧对捏两耳尖,其他三指卷曲于掌心,眼视前方。随呼气,松腹松肛,舌尖下落,脚趾抓地;拇食指向下拽拉两耳,按摩两耳及降压沟①,眼视前方(图25)。

2.随吸气,提肛调裆,舌顶上腭,脚趾上跷;两掌上移使拇指指腹与食指第二指节桡侧对捏两耳尖,其他三指卷曲于掌心,眼视前方。随呼气,松腹松肛,舌尖下落,脚趾抓地;拇食指向下拽拉两耳,按摩两耳及降压沟,眼视前方。

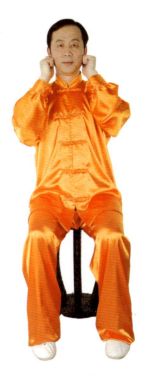

图 25

---

① 降压沟:属耳穴。主治:平衡血压。

3至8拍同2拍。

共做两个八拍。做完后两掌体前下按置于腿上,劳宫对准伏兔(图26)。

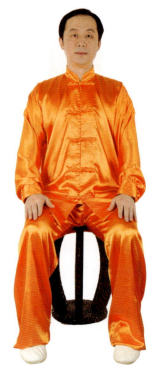

图 26

练习功效

1. 预防耳疾。

2. 醒脑宁神。

3. 平衡血压。

注意事项

1. 叩击时,找准穴位,力量适中,稍有停顿。

2. 拽拉时,按摩全耳,力量适度。

3. 意守动作。

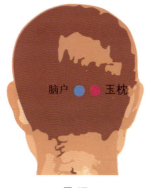

图 Ⅶ

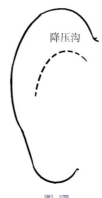

图 Ⅷ

第六式　转颈强体

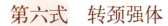

1.随吸气，提肛调裆，舌顶上腭，脚趾上跷，两掌捻揉伏兔；继而，卷指握拳上提至肩前，拳眼朝上，眼视前方（图27）。

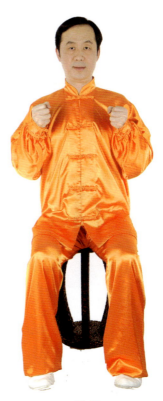

图 27

2. 随呼气，松腹松肛，舌尖下落，脚趾抓地；两臂内旋，两拳变掌胸前交叉，眼视前方；继而，两臂前撑，同时，将头左转，眼视左后方（图28）。

3. 随吸气，提肛调裆，舌顶上腭，脚趾上跷；两掌分开，体前下落捻揉伏兔，眼视前方。继而，卷指握拳上提至肩前，拳眼朝上；同时，将头转正，眼视前方（图29）。

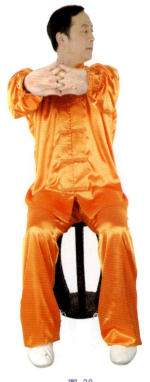

图 28

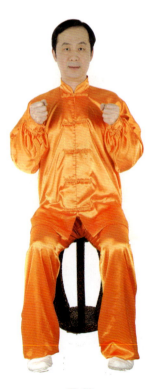

图 29

4.随呼气,松腹松肛,舌尖下落,脚趾抓地;两拳变掌胸前交叉,眼视前方;继而,两臂内旋前撑,同时,将头右转,眼视右后方(图30)。

5.随吸气,提肛调裆,舌顶上腭,脚趾上跷;两掌分开,体前下落捻揉伏兔,眼视前方。继而,卷指握拳上提至肩前,拳眼朝上;同时,将头转正,眼视前方(图31)。

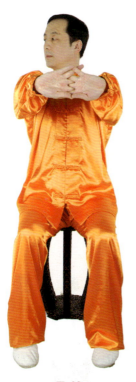

图 30

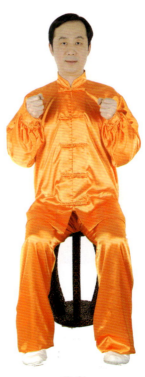

图 31

6.随呼气，松腹松肛，舌尖下落，脚趾抓地；两拳变掌胸前交叉，眼视前方；继而，两臂内旋下撑于小腹前；同时，低头向下，下颌触胸骨，眼视下方（图32）。

7.随吸气，提肛调裆，舌顶上腭，脚趾上跷；两掌分开，依次卷指、上提、握拳置于肩前，拳眼朝上，同时，将头回正，眼视前方。继而，两掌交叉，两臂内旋上撑至头顶；同时，抬头向上，眼视后上方（图33）。

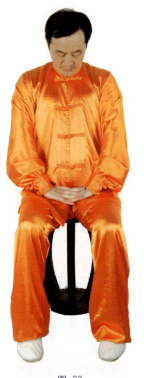

图 32

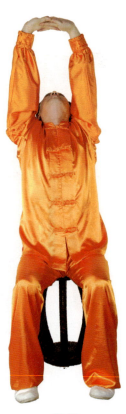

图 33

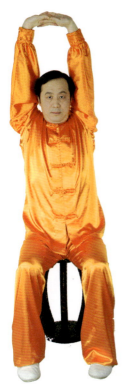

8.随呼气,松腹松肛,舌尖下落,脚趾抓地;两掌头顶分开,两臂体侧下落于伏兔,将头回正,眼视前方,成正身端坐势(图34、图35、图36)。

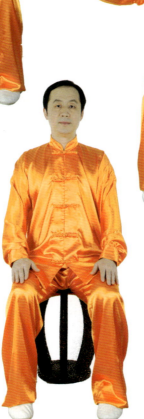

图34

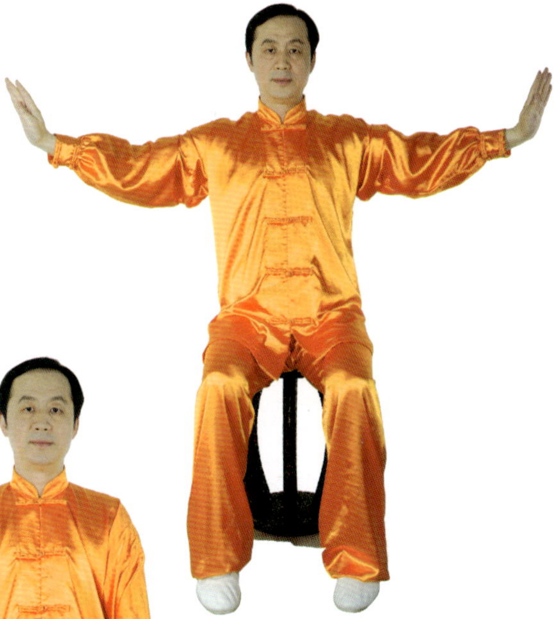

图35

图36

第二个八拍与第一个八拍动作相同，唯转头方向相反，共做两个八拍。做完后两掌还原置于腿上，劳宫对准伏兔（同图36）。

练习功效

1. 畅通手三阴、三阳经。

2. 刺激大椎[①]、定喘[②]，益气通阳。

3. 预热颈肩，防治颈椎病和肩周炎。

注意事项

1. 转头时，速度易缓，幅度宜大，两眼兼视肩髃[③]。

2. 撑臂时，逐渐加力至极致，下落时沉肩、坠肘、坐腕、舒指。

3. 意守大椎。

4. 颈椎病和高血压患者不做或慎做转头动作。

[①] 大椎：脊椎骨中以第七颈椎棘突隆起最高，所以称之为"大椎"，穴当其处故名，属督脉，第七颈椎棘突下。主治：头项强痛、疟疾、癫痫、骨蒸盗汗、咳嗽、气喘。

[②] 定喘：属经外奇穴，大椎旁开0.5寸。主治：平喘止咳。

[③] 肩髃："肩"，穴位所在部位也；"髃"，骨之禺也，"禺"乃角落之意，所指为骨之边缘，穴在肩峰的前下方，故名。属手阳明大肠经，臂外展或平举时，肩部出现两个凹陷，当肩峰前下方凹陷处。主治：肩臂疼痛、半身不遂、隐疹、瘰气。

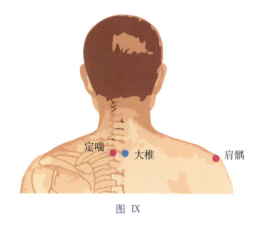

图 Ⅸ

第七式 揉肩畅肺

预备式：两臂外旋下落，使两掌分别置于两大腿内侧，掌心相对，眼视前方（图37）。

动作说明

1.随吸气，提肛调裆，舌顶上腭，左脚趾上跷，右脚趾抓地；左臂伸直，左肩向后、向上提，带动左掌背按摩左大腿内侧足三阴经；同时，右臂伸直，右肩向前、向下沉，带动右掌背按

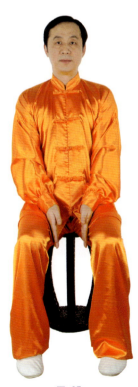

图 37

摩右大腿内侧足三阴经，眼视前下方（图38）。

2.随呼气，松腹松肛，舌尖下落，右脚趾上跷，左脚趾抓地；右肩向后、向上提，带动右掌背按摩右大腿内侧足三阴经；同时，左臂伸直，左肩向前、向下沉，带动左掌背按摩右大腿内侧足三阴经，眼视前下方（图39）。

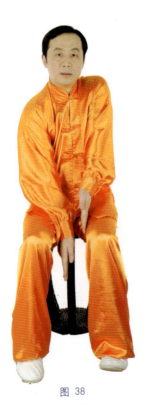

图 38

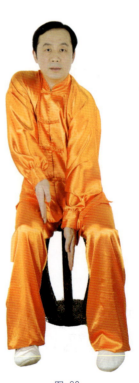

图 39

3、5、7拍同1拍，4、6、8拍同2拍；第二个八拍同第一个八拍，唯两肩运动方向相反；共做两或四个八拍。

做完后两掌还原按于腿上，劳宫对准伏兔（图40）。

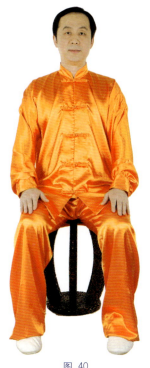

图 40

练习功效

1. 刺激膏肓[①]、膏肓俞[②]、云门[③]等穴。改善呼吸系统功能。

2. 预热肩部，防治肩周炎。

3. 按摩肝脾胃，改善胸腺和内脏的血液循环，提高内脏功能。

---

① 膏肓："膏"，指膏脂；"肓"，指肓膜。古人认为心下部位称"膏"，心下膈上称"肓"，是身体内十分重要的部位（病重难治称病入膏肓）。针药不能入之，该穴是膏脂肓膜之气转输的地方，故名。

② 膏肓俞：属足太阳膀胱经，第四胸椎棘突旁开3寸。主治：肺痨、咳嗽、气喘等症。

③ 云门："云"指云雾；"门"指门户。此指人体气血，似天气云雾一样，能滋生万物；而其首出之处即称为云门。属手太阴肺经。锁骨外端下缘凹陷处，距前正中线6寸处。主治：气喘、鼻出血、瘿气、上臂内侧痛。

注意事项

1. 动作幅度宜大，速度宜缓。
2. 形在揉肩时揉胸腹。
3. 意守肩井①或巨阙②。
4. 呼气也可配合轻吐"呵"或"呼"音。

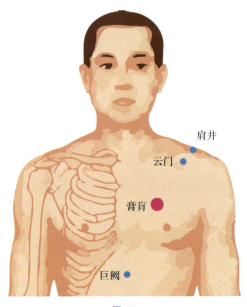

图 X

---

① 肩井："肩"，肩部；"井"，此指凹陷。该穴在肩部的凹陷处，故名。属足少阳胆经，大椎穴与肩峰最高点连线之中点。主治：颈项强痛、臂不举、瘰疬等症。
② 巨阙：属任脉，在腹部，前正中线上，当脐上6寸。主治：胸痛、心悸、呃逆、反胃、呕吐、癫狂痫。

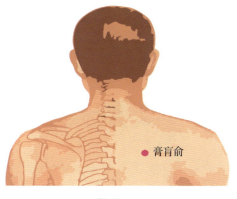

图 XI

第八式　活肘舒心

动作说明

1.随吸气，提肛调裆，舌顶上腭，脚趾上跷；两掌捻揉伏兔，继而两臂内旋、反臂、外分于体侧，眼视左掌（图41、图42），继而外旋使掌心朝上，眼视左掌（图43）。

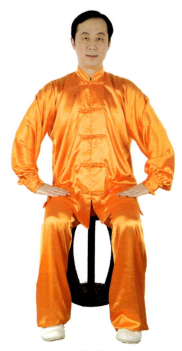

图 41

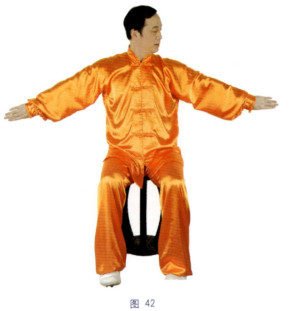

图 42

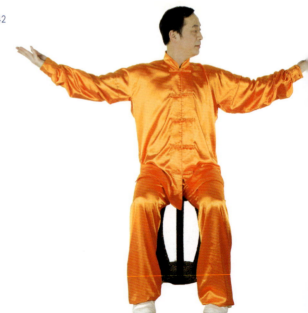

图 43

2.随呼气，松腹松肛，舌尖下落，脚趾抓地；两臂屈肘上提，继而，依次卷指、切腕、腋下插掌，使两合谷①依次按摩：胃俞②、肾俞③至白环俞④，掌心朝后，眼视前方（图44、图45）。

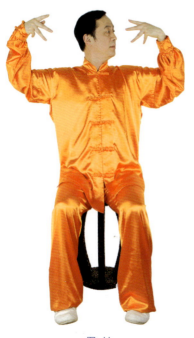
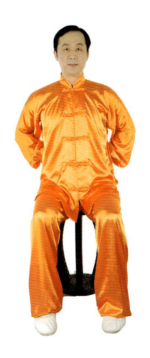

图 44　　　　　　　　图 45

① 合谷："合"，会合；"谷"，山谷。因该穴在拇、食指相合，形如山谷之中间，故名。属手阳明大肠经。拇、食指并拢，两指掌骨间有一肌肉隆起，隆起肌肉之顶端即是。主治：头痛、目赤肿痛、齿痛、耳聋等症。

② 胃俞："胃"，胃腑；"俞"，输也。本穴为胃的背俞穴，故名。属足太阳膀胱经。第十二胸椎旁开1.5寸。主治：胃脘痛、腹胀反胃、呕吐、肠鸣等症。

③ 肾俞："肾"，肾脏。本穴为肾脏之气转输之处，故名。属足太阳膀胱经。命门穴旁开双侧各1.5寸。主治：遗精、阳痿、遗尿、月经不调、肾虚腰痛等症。

④ 白环俞："白"，肺之色也，气也；"环"，古指环状且中间有孔的玉器；"俞"，输也。白环俞名意指臀部肌肉层中的气化之气由本穴外输膀胱经。属足太阳膀胱经。第四骶椎棘突下，旁开1.5寸。主治：遗尿、疝痛、月经不调、腰髋冷痛。

3.随吸气,提肛调裆,舌顶上腭,脚趾上跷;两臂反臂前摆(图46),边外旋边体前托起与肩平,掌心朝上,两眼兼视双掌(图47)。继而,卷指、屈腕、屈肘上抬使两合谷置于天突[①]两侧,眼视前方(图48)。

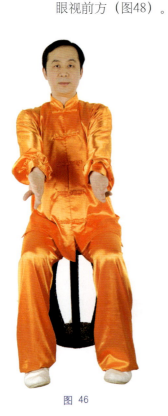

图 46

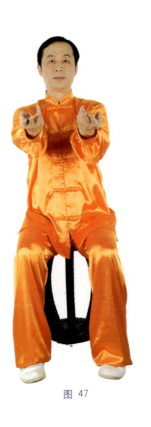

图 47

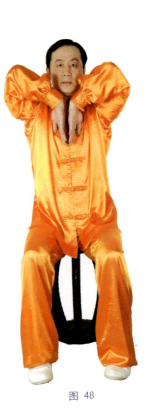

图 48

[①] 天突:"天",头面天部也;"突",强行冲撞也。天突穴名意指任脉气血在此吸热后突行上天。属任脉,于胸骨上缘凹陷处。主治:咽喉肿痛、咳嗽、哮喘、瘿瘤、噎膈等症。

4.随呼气，松腹松肛，舌尖下落，脚趾抓地；同时，两合谷沿任脉两侧向下按摩至两膝，继而，还原按于腿上，两劳宫对准伏兔，眼视前方，成正身端坐势（图49）。

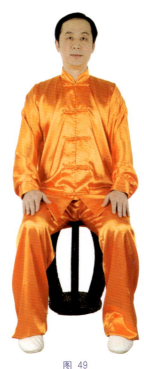

图 49

5～8拍同1～4拍，唯转头方向相反。第二个八拍同第一个八拍，共做两个八拍。

做完后两掌还原置于腿上，劳宫对准伏兔（同图49）。

练习功效

1. 刺激手三阴三阳经，强心益肺。
2. 活动肘、腕、指关节。

注意事项

1. 卷指、旋臂、屈肘幅度宜大。
2. 动作协调。
3. 意在尺泽①。
4. 呼气时，亦可配合轻吐"呵"或"呬"音。

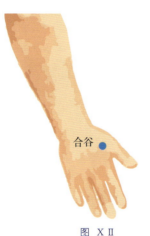

图 XⅡ

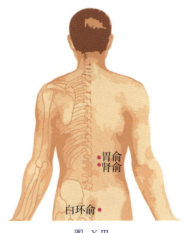

图 XⅢ

---

① 尺泽："尺"为尸（人）与乙（曲肘之形象）合字，指前臂部；"泽"指浅水低凹处。这是根据它的位置特点命名的。属手太阴肺经，肘部微曲，手掌向前上方，触及肘弯里肱二头肌腱的外侧，与肘横纹的交点。主治：咳嗽、咳血、潮热、气喘等症。

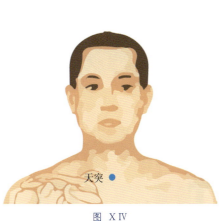

图ⅩⅣ

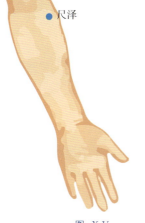

图ⅩⅤ

第九式 举腕启原

动作说明

1.随吸气,提肛调裆,舌顶上腭,两踵后移上提;两掌捻揉伏兔,两臂体侧摆起;同时,两掌从小指依次卷指成钩,使拇食指相接(拇指第一指节搭在食指第二指节桡侧),高与肩平,头向左转,眼视左掌(图50、图51)。

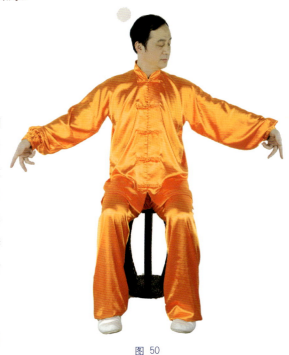

图50

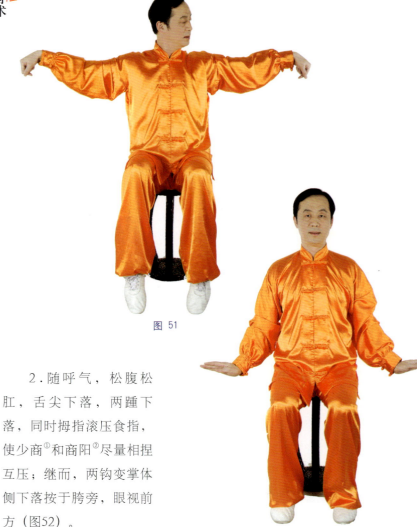

图 51

图 52

2. 随呼气，松腹松肛，舌尖下落，两踵下落，同时拇指滚压食指，使少商①和商阳②尽量相捏互压；继而，两钩变掌体侧下落按于胯旁，眼视前方（图52）。

---

① 少商："少"，小的意思；"商"，为五音（宫、商、角、征、羽）之一。据《内经》载，肺音为商。本穴为手太阴肺经的井穴，脉气初出十分细小，故名。属手太阴肺经，拇指桡侧甲角旁约0.1寸处。主治：咽喉肿痛，鼻出血，昏迷。

② 商阳："商"，五音之一，意思和少商的"商"相类似，因为大肠经和肺经表里；"阳"，本穴在少商穴的外侧，又属于阳经的穴位，所以称阳。属手阳明大肠经，食指桡侧指甲旁约0.1寸。主治：中风，昏迷，牙痛，咽喉肿痛，手指麻木，发热。

3.随吸气,提肛调裆,舌顶上腭,两踵上提,两掌捏指变钩,两臂体前摆起举至头前上方,手腕领先,眼视前方(图53A、图53B)。

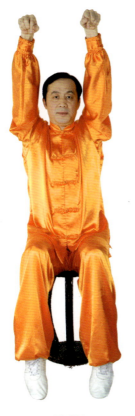

图 53A

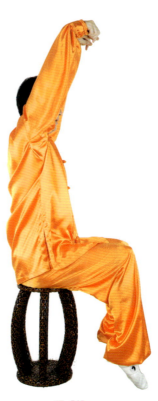

图 53B

4.随呼气,松腹松肛,舌尖下落,两踵下落,两掌拇指滚压食指,使少商和商阳尽量相捏互压,继而,两钩变掌体前下落,眼视前方(图54)。

5~8拍同1~4拍,唯转头方向相反。共做两个八拍。

做完后两脚前移下落,两掌还原置于两腿,劳宫对准伏兔(图55)。

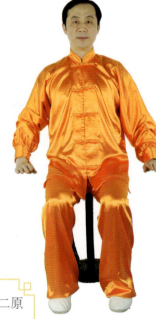

图 54

练习功效

1.活动手腕,刺激十二原和涌泉①,疏通经络,改善肺系功能。

2.调理呼吸,使之悠、匀、细、缓。

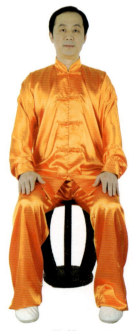

图 55

图 XVI

---

① 涌泉:"涌",指水向上冒;"泉",泉水。本穴为肾经的井穴。比喻脉气从足底出来的情况。足底前、中1/3交界处,当第二三趾跖关节后方,卷足时呈凹陷处。主治:头顶痛、小儿抽搐、昏迷、中暑、脑出血、癔症、癫痫。

注意事项

1. 幅度宜大，上提和下按时力点在腕踝。

2. 意守丹田。

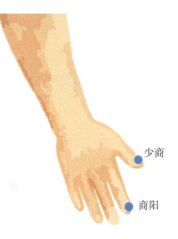

图 ⅩⅦ

第十式　引体令柔

动作说明

1. 随吸气，提肛调裆，舌顶上腭，脚趾上跷；两掌捻揉伏兔；继而，外旋、腹前交叉、上托、面前翻掌、上撑于头顶，眼视前方（图56、图57）。

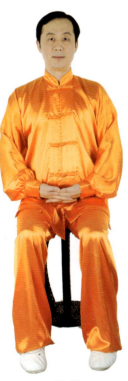

图 56

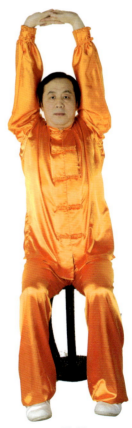

图 57

2.随呼气,松腹松肛,舌尖下落,脚趾抓地;两臂屈肘,右手握左手腕,左肘上抬,向右侧牵拉身体,稍停,眼视右下方(图58)。

3.随吸气,提肛调裆,舌顶上腭,脚趾上跷;身体竖直,两臂上撑,眼视前方(图59)。随呼气,松腹松肛,舌尖下落,脚趾抓地;右掌下落叉腰,左拇指点左耳门①,左食指指腹点左风池②,继而抬左肘向右用力推按,使身体尽量向右侧倾,稍停,

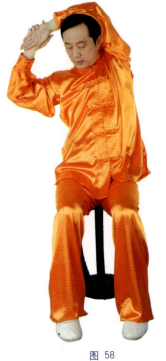

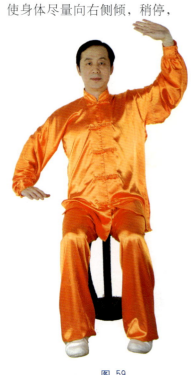

图 58 　　　　　　　　图 59

---

① 耳门:"耳",此指耳孔;"门",出入之门户。本穴在耳孔前,犹如出入的门户,故名。属手少阳三焦经,耳屏切迹前,下颌骨髁状突后缘。主治:耳鸣、耳聋、齿痛、颈颌痛。

② 风池:"风",指风邪;"池",池塘,这里指凹陷。本穴在项侧凹陷处,是风邪易于侵犯的地方,故名。属足少阳胆经,胸锁乳突肌与斜方肌之间,平风府处。主治:头项强痛、目赤痛、鼻出血、耳鸣、癫痫。

眼视左上方（图60）。

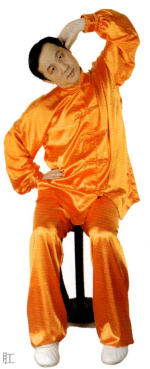

图 60

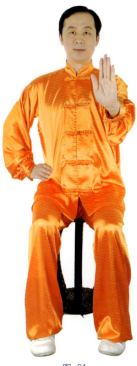

图 61

4.随吸气，提肛调裆，舌顶上腭，脚趾上跷；右掌不动，左臂体前推出，掌心向前，与肩同高；同时，身体还正，眼视前方（图61）。随呼气，松腹松肛，舌尖下落，脚趾抓地；同时左掌体前下落，左掌沿左大腿按摩，还原置于腿上，眼视前方（图62）。

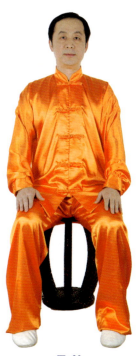

图 62

5~8拍同1~4拍，唯方向相反。第二个八拍同第一个八拍，共做两个八拍。

做完后，两掌还原于腿上，两劳宫对准伏兔（图63）。

练习功效

1.牵拉颈、胸和腰椎，舒展身体。

2.刺激章门和肝经，疏通肝气。

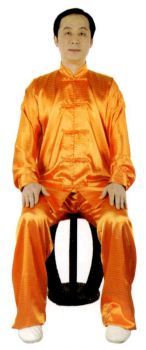

图63

注意事项

1.配合协调，逐渐加力。

2.意在引体。

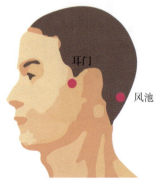

图ⅩⅧ

第十一式　出爪醒身

动作说明

1. 随吸气，提肛调裆，舌顶上腭，脚趾上跷，两手上提叠于丹田，左手在下，右手在上（图64）；继而随身体左转，左掌上提沿肝经上行按摩至章门①，同时右掌成龙爪向左前方推出，高与肩平，与左臂形成对拔争力，眼视右掌（图65）。

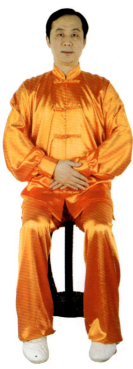

图 64

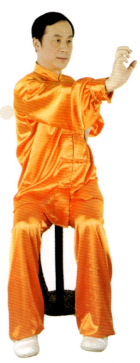

图 65

---

① 章门："章"，有彰盛的意思；"门"，出入的地方。本穴既是脾的募穴，又是脏的会穴，是五脏气血盛会之处，故名。属足厥阴肝经，侧卧，第十一浮肋端稍下处。主治：呕吐、腹胀、腹泻、肝炎、胸胁痛。

2. 随呼气，松腹松肛，舌尖下落，脚趾抓地；身体转正，右掌收回腹部关元处；同时，左掌沿胆经，经京门[①]、带脉[②]、五枢[③]按摩还原，眼视前方（图66）。

3. 随吸气，提肛调档，舌顶上腭，脚趾上跷；同时，身体右转，右掌沿肝经上行按摩至章门，同时左掌成龙爪向右前方推出，高与肩平，与右臂形成对拔争力，眼视左掌（图67）。

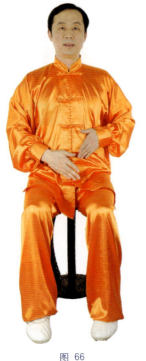
图 66

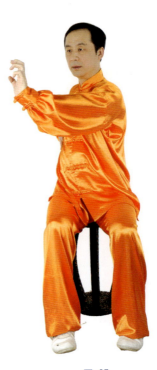
图 67

---

① 京门：属足少阳胆经，在十二肋游离端。主治：肾炎、肋间神经痛。
② 带脉：属足少阳胆经，从十一肋端与十二肋端连线中点引线下行与脐相平处。主治：子宫内膜炎、膀胱炎、腰胁背痛、下腹痛、月经不调。
③ 五枢：属足少阳胆经，带脉穴前下3寸，平关元穴，髂前上棘之前方。主治：下腹痛、腰痛、子宫内膜炎、膀胱炎。

4.随呼气,松腹松肛,舌尖下落,脚趾抓地;同时,身体转正,左掌收回腹部关元处,同时,右掌沿胆经、经京门、带脉、五枢按摩还原,与左掌相叠于关元,左掌在下,眼视前方(图68)。

5~8拍同1~4拍,共做两个八拍。

练习功效

1.活动脊柱,使之得到伸展。

2.按摩肝经,疏泻肝火(肝有邪,其气留于两胁)。

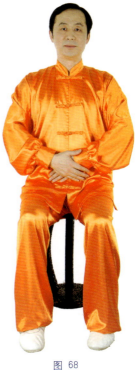

图 68

注意事项

1.转体幅度宜大,动作宜缓。

2.意在章门。

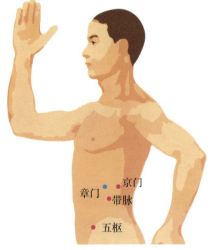

图 ⅩⅨ

第十二式　摩腹导任

预备式：接上式两掌叠于丹田，左掌在下，内外劳宫相对，眼视前方（图69）。

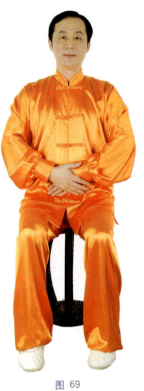

图 69

动作说明

第一个八拍

1.随吸气，提肛调裆，舌顶上腭，脚趾上跷；两掌向右、向上，经天枢①向上、向左摩运至中脘②，眼视前方（图70、图71）。

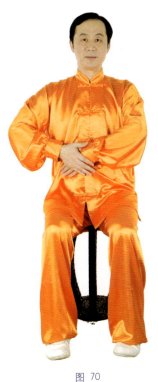

图 70

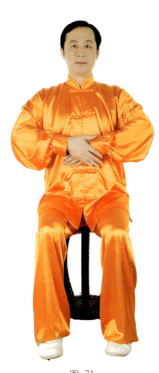

图 71

① 天枢：属足阳明胃经，脐旁2寸。主治：腹胀、肠鸣、绕脐痛、便秘、月经不调。
② 中脘：属任脉，脐上4寸。主治：胃痛、腹胀、肠鸣、呕吐、泄泻、痢疾、黄疸。

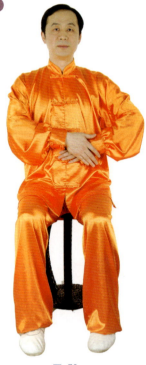

图 72

2.随呼气,松腹松肛,舌尖下落,脚趾抓地;两掌经中脘向左、向下摩运,再经天枢按摩,还原至丹田,眼视前方(图72、图73)。

3拍同1拍,4拍同2拍;5~8拍同1~4拍,唯两掌相叠,右掌在下,且摩运的方向相反。

做完后,两掌相叠于丹田,左掌在下,眼视前方。

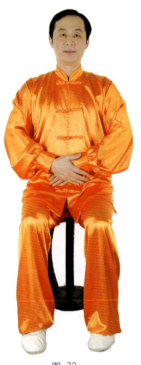

图 73

第二个八拍

1. 随吸气，提肛调裆，舌顶上腭，脚趾上跷；两掌沿任脉两侧向上，继而外分按摩至期门[①]，眼视前方（图74、图75、图76）。

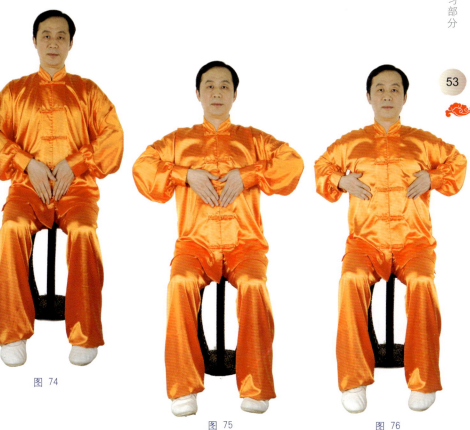

图 74　　　　　　图 75　　　　　　图 76

---

① 期门："期"，周期；"门"，出入的要地。十二经脉的气血从肺经云门开始到本穴正好运行一个周期，所以称为期门。属足厥阴肝经，在胸部，当乳头直下，第六肋间隙，前正中线旁开4寸。主治：胸胁胀痛、呕吐、呃逆、腹胀、泄泻、咳喘、疟疾、乳痈。

2.随呼气,松腹松肛,舌尖下落,脚趾抓地;两掌经日月①沿胆经向下、向内按摩至脐中左掌在下,眼视前方(图77)。

3拍同1拍,4拍同2拍;5~8拍同1~4拍,唯按摩路线相反。

做完后,两掌相叠于脐中,左掌在下,眼视前方(同图77)。

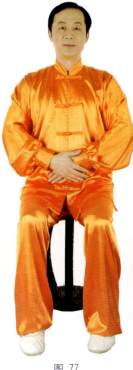

图77

第三个八拍

1.随吸气,提肛调裆,舌顶上腭,脚趾上跷;两掌由丹田沿任脉上行摩运至天突,眼视前方。

2.随呼气,松腹松肛,舌尖下落,脚趾抓地;左拇指点按天突,继而两掌向下按摩还原至丹田,眼视前方(图78)。

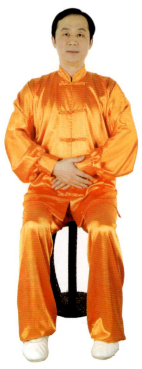

图78

---

① 日月:属足少阳胆经,在上腹部,当乳头直下,第七肋间隙,前正中线旁开4寸。主治:胁肋疼痛、呃逆、呕吐、吞酸、黄疸。

3、5、7拍同1拍，4、6、8拍同2拍。共做两个八拍。

做完后，两掌还原于腿上，两劳宫对准伏兔，眼视前方（图79）。

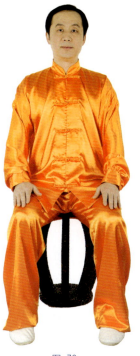

图 79

练习功效

1. 加强腹部血液循环，促进肠胃蠕动，改善肠胃功能。
2. 补中理气，和胃健脾。
3. 畅通人脉。

注意事项

1. 找准路线，用力适度。
2. 加长柔缓呼气。
3. 意在丹田。

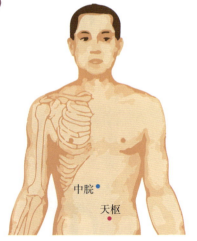

图 ⅩⅩ

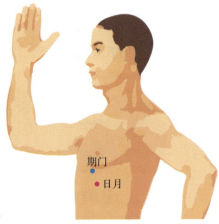

图 ⅩⅩⅠ

第十三式　捶背通督

动作说明

1.随吸气，提肛调裆，舌顶上腭，脚趾上跷；同时，两掌捻揉伏兔，继而依次卷指握拳后伸，拳心向后，眼视前方（图80）。

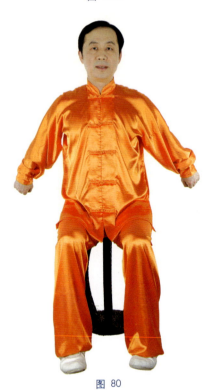

图 80

2.随呼气，松腹松肛，舌尖下落，脚趾抓地；同时，两拳轻叩肾俞，眼视前方（图81A、图81B）。

3.随吸气，提肛调裆，舌顶上腭，脚趾上跷；同时，两拳后伸，拳心向后，眼视前方（同图80）。

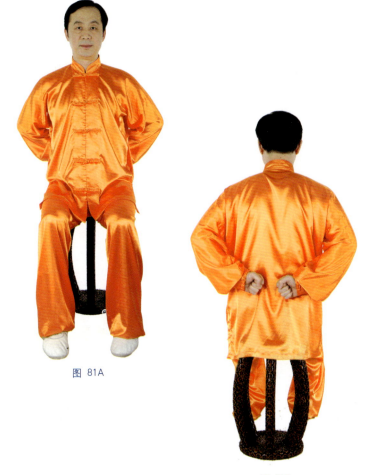

图 81A

图 81B

4.随呼气，松腹松肛，舌尖下落，脚趾抓地；同时，两拳叩击胃俞，眼视前方（图82）。

5.随吸气，提肛调裆，舌顶上腭，脚趾上跷；同时，两拳后伸，拳心向后，眼视前方（同图80）。

6.随呼气，松腹松肛，舌尖下落，脚趾抓地；同时，两拳叩击脾俞[①]，眼视前方（图83）。

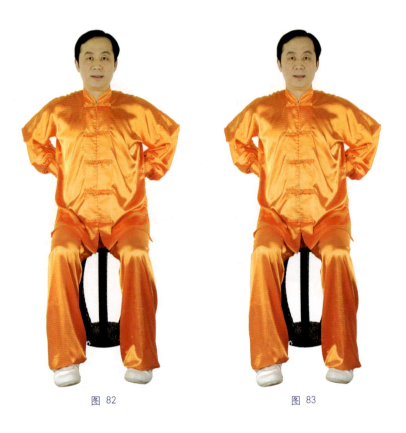

图 82　　　　　　　　　　图 83

---

① 脾俞：属足太阳膀胱经，在背部，于第十一胸椎棘突下，旁开1.5寸。

7.随吸气,提肛调裆,舌顶上腭,脚趾上跷;同时,两拳后伸,拳心向后,眼视前方(同图80)。

8.随呼气,松腹松肛,舌尖下落,脚趾抓地;同时,两拳叩击肝俞[①],眼视前方(图84)。

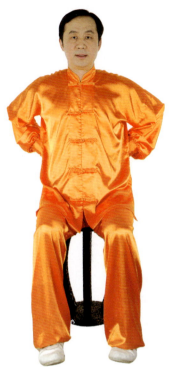

图 84

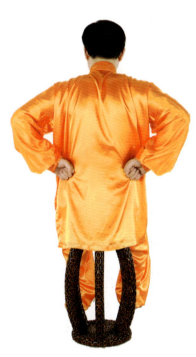

图 85

第二个八拍同第一个八拍,唯叩击部位从肝俞依次向下至脾俞、胃俞、肾俞。

第三个八拍

1.随吸气,提肛调裆,舌顶上腭,脚趾上跷;同时,两拳外开,分别置于两腰侧,拳心朝后,眼视前方(图85)。

---

① 肝俞:属足太阳膀胱经。在背部,于第九胸椎棘突下,旁开1.5寸。

2.随呼气,松腹松肛,舌尖下落,脚趾抓地;同时,两拳相向按摩腰部至尽头,左拳在上,右拳在下,拳心向后,眼视前方(图86A、图86B)。

3.随吸气,提肛调裆,舌顶上腭,脚趾上跷;同时,两拳按原路按摩返回至腰侧,拳心朝后,眼视前方(图87)。

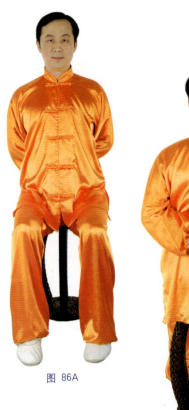

图 86A

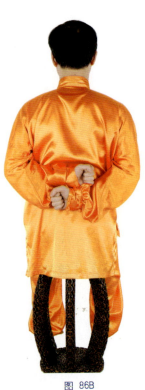

图 86B

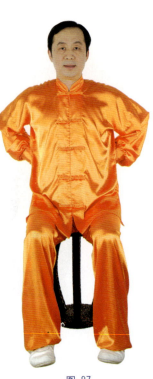

图 87

4.随呼气,松腹松肛,舌尖下落,脚趾抓地;同时,两拳相向按摩腰部至尽头,右拳在上,左拳在下,拳心朝后,眼视前方(图88)。

5~8拍同1~4拍。

做完后,两拳变掌置于肾俞,掌心朝后(图89)。

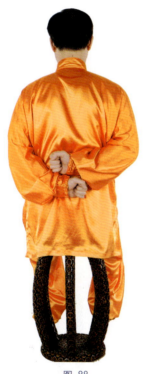

图 88

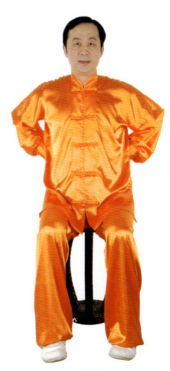

图 89

第四个八拍

1.随吸气,提肛调裆,舌顶上腭,脚趾上跷;同时,两掌背沿膀胱经上行按摩至尽头,眼视前方(图90)。

2.随呼气,松腹松肛,舌尖下落,脚趾抓地;同时,两掌翻掌,使两掌沿膀胱经向下按摩至白环俞,眼视前方。

3、5、7拍同1拍,4、6、8拍同2拍,共做4个八拍。

做完后,两掌还原于腿上,两劳宫对准伏兔(图91)。

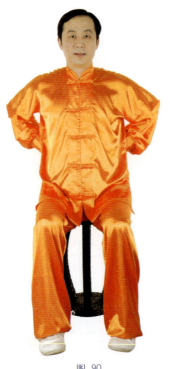

图 90

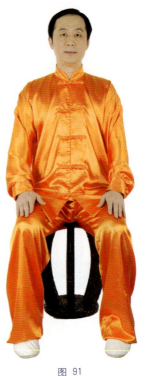

图 91

练习功效

1. 畅通督脉。
2. 固肾壮腰。

注意事项

1. 找准经络、穴位,用力适度。
2. 意在被捶叩、按摩的部位。

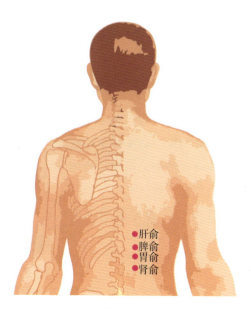

图 ⅩⅫ

第十四式　攀足固肾

动作说明

1.随吸气，提肛调裆，舌顶上腭，两踵上提；同时，两臂后撑，掌心朝下，掌指朝前，头向左转，眼视左后方（图92）。

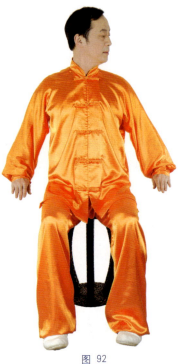

图 92

2.随呼气，松腹松肛，舌尖下落，两踵下落；同时，将头转正，继而身体前俯，两掌从腰部沿胆经、膀胱经向下按摩至两踝，眼视前方（图93、图94）。

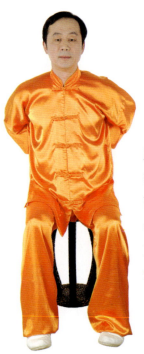

图 93

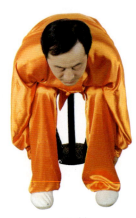

图 94

3.随吸气,提肛调裆,舌顶上腭;两掌旋腕,经脚面按摩,两拇指分别置于太溪①,眼视前方(图95)。继而,随呼气,松腹松肛,舌尖下落,两拇指分别点按太溪穴5秒。

4.随吸气,提肛调裆,舌顶上腭;身体直起,同时两臂经大腿内侧,按摩肝经、肾经、脾经过膝后返回于腿上,眼视前方(图96)。

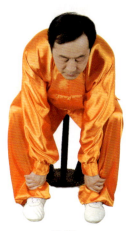

图 95

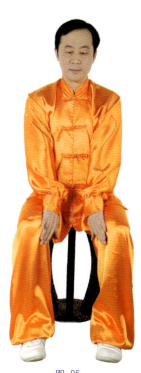

图 96

① 太溪:"太",盛大的意思;"溪",溪流。本穴为足少阴肾经的原穴,经气从涌泉出来后,到这里已汇聚成大溪,故名。属足少阴肾经,内踝尖与跟腱连线中点。主治:肾炎、膀胱炎、遗尿、月经不调、下肢瘫痪。

5~8拍同1~4拍，为转头方向相反，共做两个八拍。

做完后，两掌还原于腿上，两劳宫对准伏兔，继而两掌依次卷指，握拳抱于腰间（图97）。

练习功效

1. 畅通足三阴、三阳经。

2. 增加腰部力量，调补肾气。

3. 消除淤滞，调节体液代谢。

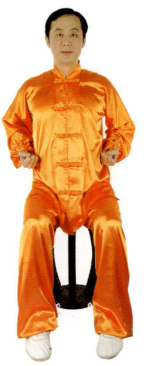

图 97

注意事项

1. 力发于腰，动作缓慢，伸展充分。

2. 前俯时要将头抬起。

3. 不能点按太溪者，可点按三阴交①。

4. 意守命门或太溪。

---

① 三阴交："三阴"，指足部三条阴经（肝经、脾经、肾经）；"交"，交会。该穴是足部三条阴经交会的地方，故名。属足太阴脾经，位于内踝尖上3寸，胫骨后缘。主治：月经不调、痛经、白带增多、崩漏、遗精、阳痿、早泄、盆腔炎、睾丸炎、遗尿、消化不良、神经衰弱。

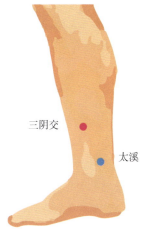

图 ⅩⅩⅢ

第十五式　叩环除痹

动作说明

1.随吸气，提肛调裆，舌顶上腭，两踵上提；同时，两中指点按劳宫，两拳变掌下落体前相叠于腹前，眼视前方（图98）；继而，卷指、上提(图99)、弹甲、外分于体侧，眼视前方（图100）。

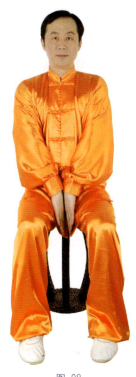

图 98

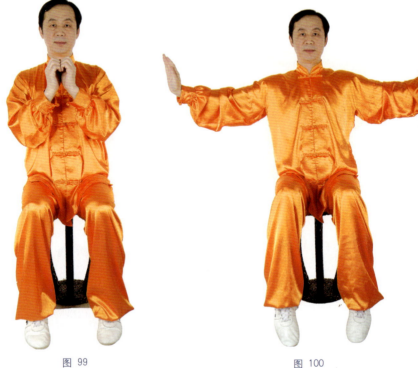

图 99　　　　　　　　　　　图 100

2.随呼气，松腹松肛，舌尖下落，两踵震地；同时，两臂迅速下摆，两掌叩击环跳①（图101A、图101B）。

3.随吸气，提肛调裆，舌顶上腭，两踵上提；同时，两臂外旋体侧上摆于肩平，掌心朝上，眼视前方（图102）。

---

①　环跳："环"，为圆形，指臀部；"跳"，跳跃。因为本穴在臀部，又治疗下肢活动方面的疾病，故名。属足少阳胆经。侧卧位，下面的腿伸直，以拇指指关节横纹按在大转子头上，拇指指向脊柱，为拇指尖所指出。主治：坐骨神经痛，中风偏瘫，腿股酸痛，下肢瘫痪。

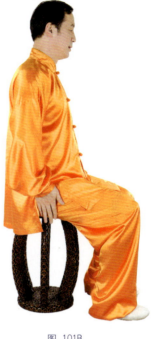

图 101A 图 101B

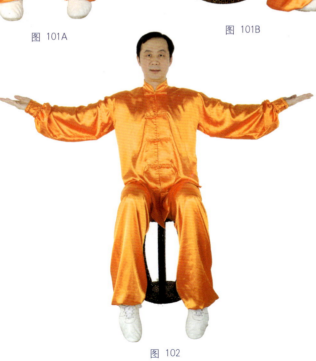

图 102

4.随呼气,松腹松肛,舌尖下落,两踵震地;同时,两臂迅速内合下摆,两掌叩击两阴包[①],眼视前方(图103)。

5~8拍同1~4拍,第二个八拍同第一个八拍,唯叩击时两掌变拳,眼视前方(图104)。

做完后,两掌握拳收于腰间,眼视前方(图105)。

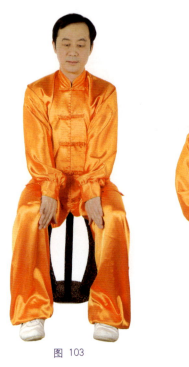

图 103

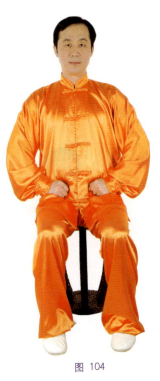

图 104

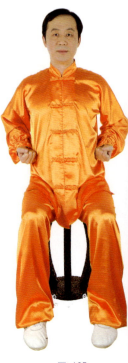

图 105

---

① 阴包:属足厥阴肝经,股骨内脚踝上4寸,缝匠肌后缘。主治:腰腿痛、腹痛、遗尿、月经不调。

练习功效

1. 畅通脾胃经。

2. 预防坐骨神经痛（中医云：坐骨刺环跳）。

注意事项

1. 动作协调，找准穴位。

2. 叩击和震脚用力适度。

3. 意守捶叩的穴位或部位。

4. 叩击阴包时可发"哈"音，叩击环跳时可发"嘿"声。

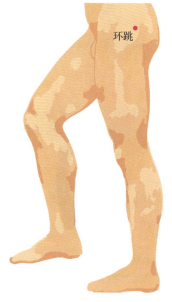

图 XXIV

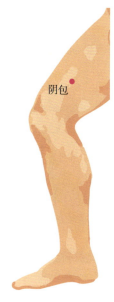

图 XXV

第十六式 举腿抗衰

动作说明

1.随吸气,提肛调裆,舌顶上腭;左腿上抬前蹬,同时右拳前冲,高与肩同,拳面朝前,拳心向下,眼视前方(图106、图107)。

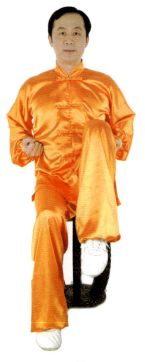

图 106

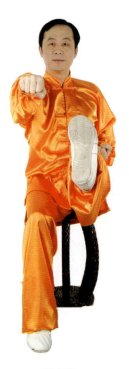

图 107

2.随呼气,松腹松肛,舌尖下落;左腿右拳按原路还原,眼视前方(图108)。

3.随吸气,提肛调裆,舌顶上腭;右腿上抬前蹬,同时左拳前冲,高与肩同,拳面朝前,拳心向下(图109、图110)。

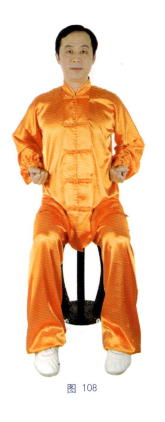

图 108

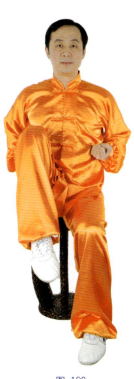

图 109

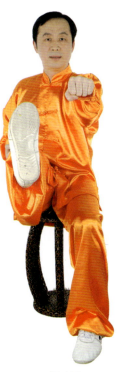

图 110

4.随呼气,松腹松肛,舌尖下落;右腿左拳按原路还原,眼视前方(图111)。

5~8拍同1~4拍,共做两个八拍。

练习功效

1.疏通肝气,疏泄肝火。

2.强体壮力,延缓衰老。

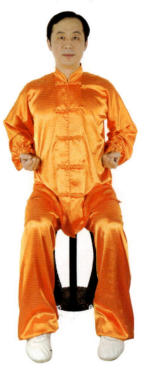

图 111

注意事项

1.蹬脚时勾脚直膝,力点在脚跟。

2.冲拳到尽头时,要用力攥拳。

3.配合协调,动作充分,速度宜缓。

4.意在涌泉。

第十七式　拍腿延寿

动作说明

1.随吸气，提肛调裆，舌顶上腭；同时，两拳变掌，两臂上摆于体侧，眼视前方（图112）。随呼气，松腹松肛，舌尖下落；同时，两臂迅速下摆，两掌合击左大腿根部，眼视前方（图113）。

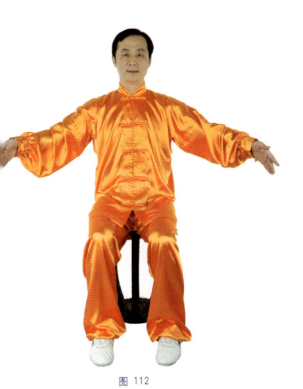

图 112

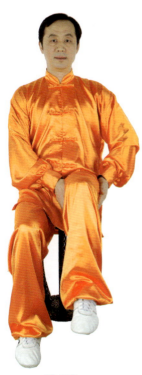

图 113

2.随吸气,提肛调裆,舌顶上腭;同时,两臂上摆于体侧,眼视前方(同图112)。随呼气,松腹松肛,舌尖下落;同时,两臂迅速下摆,两掌合击右大腿根部,眼视前方(图114)。

3.随吸气,提肛调裆,舌顶上腭;同时,两臂上摆于体侧,眼视前方(同图112)。随呼气,松腹松肛,舌尖下落;同时,两臂迅速下摆,两掌合击左大腿前部,眼视前方(图115)。

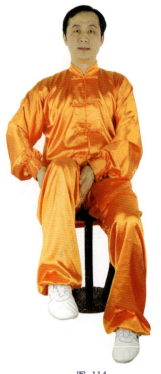
图 114

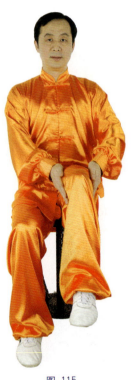
图 115

4.随吸气，提肛调裆，舌顶上腭；同时，两臂上摆于体侧，掌心向下，眼视前方（同图112）。随呼气，松腹松肛，舌尖下落；同时，两臂迅速下摆，两掌合击右大腿前部，眼视前方（图116）。

5.随吸气，提肛调裆，舌顶上腭；同时，两臂上摆于体侧，掌心向下，眼视前方（同图112）。随呼气，松腹松肛，舌尖下落，左腿上抬，同时，两臂迅速下摆，两掌合击左小腿上部，左掌击足三里①，右掌击阴陵泉②，眼视前方（图117）。

图 116

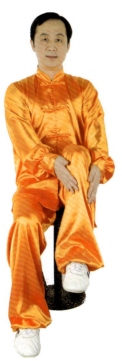

图 117

---

① 足三里："足"，足部；"里"，寸。因本穴在膝下3寸，故名。属足阳明胃经。屈膝成90度，由膝外眼往下四横指，小腿两骨之间，距胫骨一横指处。主治：胃痛、腹胀、呕吐、下肢痿痹症等。

② 阴陵泉："阴"，指小腿内侧；"陵"，高突的山丘，指胫骨内侧髁；"泉"，此指凹陷。穴在小腿内侧胫骨内侧髁下凹陷中，所以称阴陵泉，与阳陵泉相对。属足太阴脾经。在胫骨内踝下缘，于胫骨和腓骨肌之间陷处。主治：水肿、小便不利、下肢肿痛、麻痹等。

6.随吸气,提肛调裆,舌顶上腭,左腿下落于地;同时,两臂上摆于体侧,掌心向下,眼视前方(同图112)。随呼气,松腹松肛,舌尖下落,右腿上抬;同时,两臂迅速下摆,两掌合击右小腿上部,右掌击足三里,左掌击阴陵泉,眼视前方(图118)。

7.随吸气,提肛调裆,舌顶上腭,右腿下落于地;同时,两臂上摆于体侧,掌心向下,眼视前方(同图112)。随呼气,松腹松肛,舌尖下落,左腿上抬;同时,两臂迅速下摆,两掌合击左小腿下部,眼视前方(图119)。

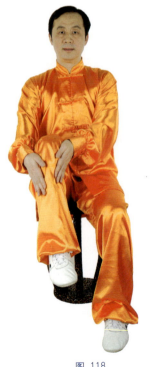
图 118

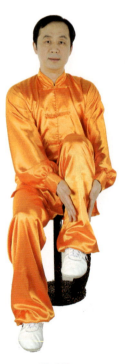
图 119

8.随吸气,提肛调裆,舌顶上腭,左腿下落于地;同时,两臂上摆于体侧,掌心向下,眼视前方(同图112)。随呼气,松腹松肛,舌尖下落,右腿上抬;同时,两臂迅速下摆,两掌合击右小腿下部,眼视前方(图120)。

第二个八拍同第一个八拍,唯拍击部位由下至上,共做两个八拍。

做完后,两掌还原于腿上,两劳宫对准伏兔(图121)。

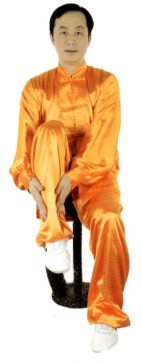

图 120

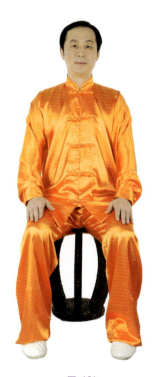

图 121

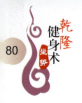

练习功效

1. 促进腿部血液循环,防止腿部疾患,延缓衰老。

2. 畅通足三阴三阳经。

注意事项

1. 动作协调,用力逐渐加大。

2. 拍击后两掌抚按大腿稍停。

3. 意在拍击部位。

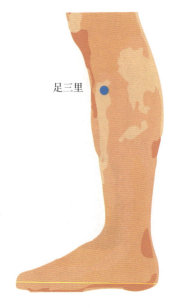

图 ⅩⅩⅥ

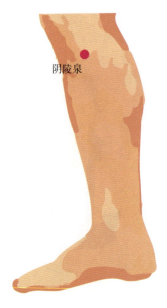

图 ⅩⅩⅦ

第十八式　采气补元

动作说明

第一个八拍

1. 随吸气，提肛调裆，舌顶上腭，两踵上提；同时，两掌捻揉伏兔，继而两臂外旋体侧摆起合于头顶，眼视前方（图122、图123）。

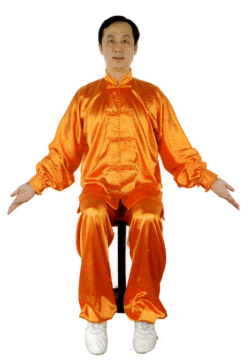

图 122

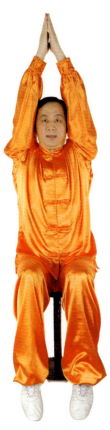

图 123

2.随呼气,松腹松肛,舌尖下落,两踵下落;同时,两掌经面前逐渐分开下落,还原于腿上(图124、图125)。

3、5、7拍同1拍;4、6、8拍同2拍。

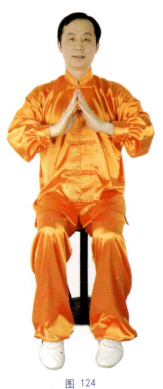

图 124

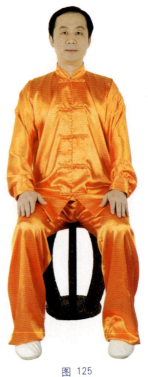

图 125

第二个八拍

1.随吸气,提肛调裆,舌顶上腭,脚趾上翘;同时,两掌捻揉伏兔,两臂内旋外分反臂摆于体侧,与脐平同高,掌心向后,眼视前方(图126)。

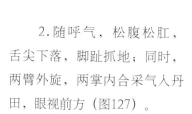

图 126

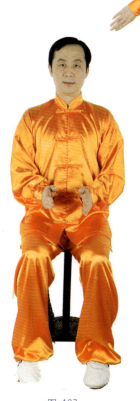

2.随呼气,松腹松肛,舌尖下落,脚趾抓地;同时,两臂外旋,两掌内合采气入丹田,眼视前方(图127)。

图 127

3、5、7同1,4、6同2。第8拍时,两掌相叠于丹田(男性左手在下,女性右手在下),两眼轻闭(图128)。

练习功效

1. 壮中补元。
2. 调整呼吸。

注意事项

1. 动作柔缓圆连,呼吸匀长。
2. 意在领气、敛气、归气。

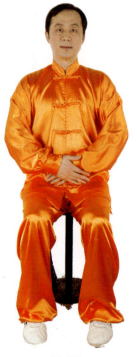

图 128

第三节 乾隆健身术功后整理

第一式 叩齿

一、动作说明

上下排牙齿快速叩击36次,两眼轻闭。

二、练习功效

1. 保健口腔,养护牙齿。

2. 改善神经系统功能。

3. 增生唾液,壮中补元。

三、练习要点

1. 力量适度,速度宜快。

2. 口齿放松,动作协调,呼吸自然。

3. 意在金津、玉液。

第二式 鼓漱

一、动作说明

两腮快速鼓动36次,两眼轻闭。

二、练习功效

1. 增生唾液,壮中补元。

2. 防治口腔疾病。

三、练习要点

1. 幅度适中,速度宜快。

2. 口齿放松,动作协调,呼吸自然。

3. 意在金津、玉液。

第三式 咽津

一、动作说明

将增生的唾液分三口咽下,两眼轻闭。

二、练习作用

1.壮中补元,调理五脏(中医认为:津既咽下,在心化血、在肝明目、在脾益神、在肺助气、在肾生津)。

2.防治消化疾病。

三、练习要点

1.速度宜缓,待津液满口后缓缓咽下。

2.意在送津入丹田。

第四节 乾隆健身术注意事项

1 练习前平稳思绪,排除干扰,洗干净手,修剪指甲,宽衣松带,解大小便。

2 练习中循序渐进,量力而行。

❸ 动作和呼吸配合，动作服务于呼吸。

❹ 意念集中，但要做到，似守非守，绵绵若存。

❺ 避大风、大寒、大暑、大湿、大燥、大火。

❻ 注意享受练习过程，注意结合养生，要自慎自持。

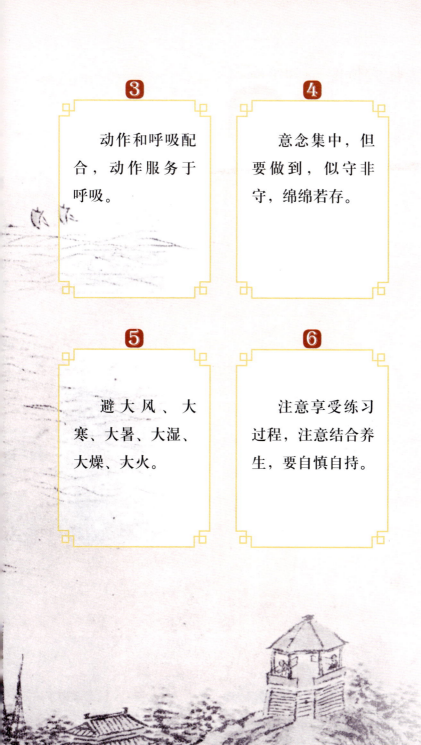

人体穴位图

神庭　头维
攒竹　丝竹空
　　　睛明
地仓　迎香
颊车
承浆
天突　云门　肩髃

巨阙
中脘
　　天枢
神阙　章门　尺泽
关元

任脉　　　　　　手太阴肺经

劳宫　少商
中冲
手厥阴心包

伏兔
阴包

鹤顶
阴陵泉　足三里

三阴交

足阳明胃经
足太阴脾经　足厥阴肝经

正面图

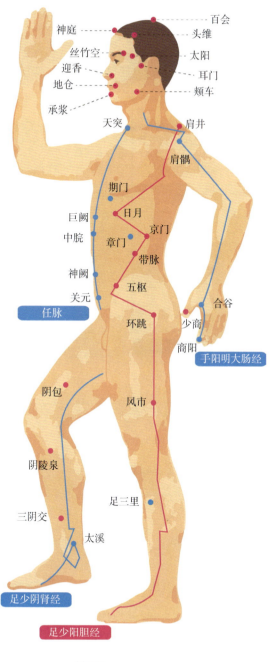

侧面图

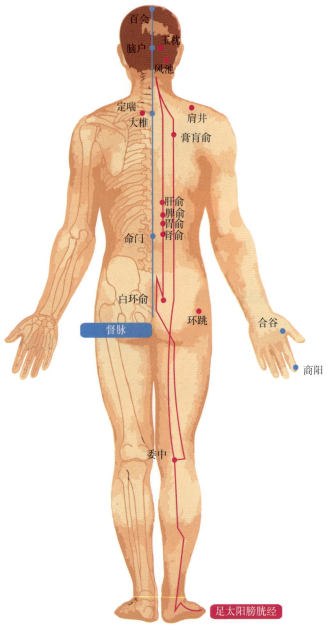

背面图

参考文献

[1] 吴志超,胡晓飞编著.导引健身法解说.北京体育大学出版社,2002

[2] 吴志超著.导引养生史论稿.北京体育大学出版社,1996

[3] 郭成康,陈字德主编.乾隆皇帝全传.学苑出版社,1994

[4] 黎文献,薛长利,黎建海等编著.针灸简易取穴法.科学普及出版社,1993

[5] 戴毅.乾隆皇帝及其时代.中国人民大学出版社,1992

[6] 刘仲宇等编.道家养生术.复旦大学出版社,1992

[7] 李经纬,朱建平编著.中国传统健身养生图说.中国中医药出版社,1990

[8] 万依,王树卿,刘潞等编著.清代宫廷史.辽宁人民出版社,1990

[9] 张广德著.导引养生功(功法卷上、下).山东文艺出版社,1989

[10] 傅维康,吴鸿洲等编著.黄帝内经导读.巴蜀书社,1988